A. FRAISSE
DOCTEUR EN PHARMACIE

RECHERCHES SUR LA TENEUR EN Pentoses et Acide Glucuronique DES ORGANES DES MAMMIFÈRES DOMESTIQUES

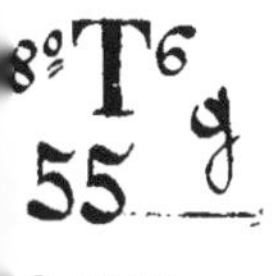

RECHERCHES SUR LA TENEUR

EN

PENTOSES ET ACIDE GLUCURONIQUE

DES ORGANES

DES MAMMIFÈRES DOMESTIQUES

TRAVAIL DES LABORATOIRES DE CHIMIE MÉDICALE ET DE TOXICOLOGIE

DE LA FACULTÉ DE MÉDECINE DE LYON

RECHERCHES SUR LA TENEUR

EN

PENTOSES ET ACIDE GLUCURONIQUE

DES ORGANES

DES MAMMIFÈRES DOMESTIQUES

PAR

A. FRAISSE

DOCTEUR EN PHARMACIE

LYON

IMPRIMERIES RÉUNIES

8, Rue Rachais, 8

1907

A MA MÈRE

PRÉFACE

Avant d'exposer le résultat des recherches auxquelles nous nous sommes livrés, nous éprouvons un réel bonheur de pouvoir reconnaître publiquement le mérite de ceux qui nous dirigèrent et nous permirent de mener à bien notre travail.

Et tout d'abord notre reconnaissance va à notre mère, dont les sacrifices et les luttes incessantes contre un entourage hostile, usèrent sa santé, mais qui trouva dans son cœur, assez de force pour surmonter tous les obstacles et nous permettre d'achever nos études. Aujourd'hui, lancé dans la vie, c'est avec un souvenir toujours ému que nous nous rappelons ses conseils, et c'est eux qui souvent encore guident notre conduite. Nous ne saurions dire tout ce que nous lui devons, mais notre gratitude dont elle n'a jamais douté, lui prouve suffisamment que nous avons dès longtemps compris et apprécié la dette d'affection et de reconnaissance que son amour nous a imposée. Aussi, en lui dédiant notre thèse de doctorat en pharmacie, éprouvons-nous la plus grande joie de notre vie.

Nos remerciements vont ensuite à M. le professeur Hugounenq, doyen de la Faculté de médecine de Lyon et à M. le professeur agrégé Morel, qui ont bien voulu nous confier un des chapitres du travail d'ensemble qu'ils poursuivent sur le rôle biologique des sucres en C^5.

M. Morel a bien voulu nous guider dans le choix de nos méthodes d'analyse et dans l'exécution de nos recherches ; nous le prions d'accepter l'hommage de notre profonde gratitude.

Nous adressons également nos vifs remerciements à M. Prajalas et à M. Emard, vétérinaires à Saint-Etienne, qui par leurs connaissances et leur obligeance ont beaucoup facilité notre tâche lorsque nous avons dû prélever les organes des animaux tués devant nous à l'abattoir de Saint-Etienne.

INTRODUCTION

BUT ET SIGNIFICATION DU TRAVAIL

Nombreux et importants sont les résultats des recherches sur le rôle biologique des hexoses que l'on peut rencontrer dans l'organisme de l'homme et des animaux.

Nos connaissances sur le rôle des pentoses, dont on a reconnu la présence dans l'urine et dans certains organes de l'homme ou des animaux, sont beaucoup plus imparfaites.

Tandis que les travaux de KILIANI (*Ber.* XIII, 2304 et XX, 282) et de TOLLENS (*Ber.* XXI, 2151) avaient montré l'importance de ces sucres en C^5 dans le règne végétal, ce n'est qu'en 1892 que E. SALKOWSKI et JASTROWITZ (*Centralbl. f. d. mediz. Wissens.*, 1892, n°s 19 et 35) signalèrent la présence d'une pentose dans l'urine humaine en la caractérisant par la facilitá avec laquelle elle donne du furfurol.

En même temps KOSSEL (*Arch. f. Physiol.*, 1893) signalait dans l'acide nucléique de la levure, une substance donnant par distillation avec HCl du furfurol, et HAMMARSTEN (*Zeit. physiol. f. Chem.*, XIX, 28) en signalait une dans la nucléoalbumine du pancréas.

Salkowski (*Zeit physiol. Chem.*, XXVII, 535) découvrit des substances analogues dans un grand nombre de nucléines d'organes d'animaux, et Neuberg établit définitivement la nature exacte de la pentose urinaire (*l.* arabinose) et de la pentose renfermée dans les nucléines (*l.* xylose) (*Ber.*, XXXIII, 2243; *Ber.*, LV, 1469).

Mais toutes les fois que l'on cherche à caractériser, dans un organe, la présence d'une pentose par le furfurol que dégage la distillation avec HCl, une difficulté se présente qui est la suivante : l'acide glucuronique, libre ou combiné, dégage du furfurol dans les mêmes circonstances et l'on s'expose toujours à compter comme pentoses, de l'acide glucuronique et *vice versa*.

L'acide glucuronique fut découvert, en 1878, par Jaffe (*Zeit. physiol. Chem.*, II, 49) et par Schmiedeberg et Hans Meyer (*Zeit. physiol. Chem.*, III, 422) dans l'urine, à l'état de combinaisons lévogyres, souvent retrouvées et étudiées depuis. Il fut ensuite étudié par P. Mayer et Neuberg dans l'urine normale (*Zeit. physiol. Chem.*, XXIX, 256). Enfin, P. Mayer le signala dans le sang de bœuf (*Zeit. physiol. Chem.*, XXXII, 518) et Lépine et Boulud l'ont signalé dans le sang de l'homme, du chien, du lapin, ainsi que dans le foie. (*C. R.*, 133-138 et 134-398.)

Van Leers (*Beiträge chem. Phys und Path.*, III, 522) a signalé cet acide dans la bile de bœuf, et Siegfried (*Zeit. physiol. Chem.*, XXI, 369) considère qu'il existe dans l'acide phosphocarnique.

On voit que ces hydrates de carbone, pentoses et acide glucuronique, présentant ces réactions communes de dégager du furfurol par distillation avec HCl (densité 1,06), et aussi de donner des réactions colorées en présence d'HCl concentré et de phloroglucine ou d'orcine (voir Tollens, *Ber*, XXXIII, 143, Salkowski, *Zeit. physiol. Chem.*, XXVII, 507 ; Bial, *Allgem. med. Centralzeitung*, 1902), semblent être assez répandus dans tout l'organisme animal.

MM. les professeurs Hugounenq et Morel, entreprenant une étude d'ensemble sur le rôle joué par ces deux groupes d'hydrates de carbone chez les animaux, s'intéressent tout d'abord à la répartition de ces substances dans les divers organes. Cette question doit et peut aujourd'hui être abordée avec les ressources de la caractérisation chimique : C. Neuberg et ses collaborateurs (*Ber.*, XXXIII, 2243 ; XXXV, 1469, 959 et 2626 ; *Zeit. physiol. Chem.*, XXXV, XXXI ; *Ber.*, XXXII, 2395 ; *Zeit. physiol. Chem.*, 1904) et G. Bertrand (*Bull. soc. chim.* (3), 19, 349), ayant établi des méthodes permettant de caractériser ces corps, non plus par des produits de démolition, mais par l'isolement de produits d'addition.

Ces produits d'addition (diphénylhydrazone de l'arabinose, *p.* bromophénylhydrazone du xylose ou de l'acide glucuronique, sel de cadmium de l'acide xylonique, acide saccharique dérivé par l'action de Br et d'HBr sur l'acide glucuronique) ont des propriétés extrêmement nettes, ne laissant aucun doute sur la présence des corps qui leur donnent naissance.

Aucun travail ne peut être définitivement accepté sur la présence de ces hydrates de carbone s'il n'est pas appuyé sur la préparation de ces dérivés caractéristiques.

Mais tout en poursuivant l'étude systématique de la présence de ces hydrates de carbone par l'application de ces méthodes nouvelles très délicates, comme on peut le croire, MM. Hugounenq et Morel se sont demandés si l'on ne pourrait pas, par une méthode plus simple, arriver à la solution de ce problème : *avoir une indication générale approximative sur la répartition des pentoses et acide glucuronique.*

C'est la lecture du mémoire de Grund (*Zeit. physiol. Chem.*, XXXV, 111), qui, abordant ce même problème, les a engagés à nous confier l'exécution des recherches qu'il nécessite.

Grund, au laboratoire de Salkowski, employant la technique de Tollens, légèrement modifiée, c'est-à-dire distillant les organes, au préalable lavés à l'alcool et à l'éther et desséchés à l'air, avec de l'acide chlorhydrique de densité 1,06, recueillait le distillat et y caractérisait la présence du furfurol par la coloration verte que prend ce distillat additionné d'une solution chlorhydrique de phloroglucine, et il dosait ce furfurol en pesant le phloroglucide du furfurol déposé au bout de vingt-quatre heures. Il a pu dresser une table contenant les teneurs en pentose (calculé comme xylose pour 100 de substance sèche) du pancréas du bœuf, du foie de veau, du thymus de veau, d'une sous-maxillaire, d'une thyroïde, d'un rein, d'une rate, d'un cerveau, de tissu musculaire d'un bœuf.

MM. Hugounenq et Morel ont pensé qu'il était nécessaire de reprendre, à la base de leur travail, les expériences de Grund :

1° Parce que Tollens, dont on connaît toute la compétence en matière d'hydrates de carbone (*Zeit. physiol. Chem.*, XXXVI) a adressé quelques reproches à la technique suivie par GRUND.

2° Parce que GRUND ne donnait aucun renseignement sur l'état des animaux qu'il a employés .

3° Parce qu'il n'a fait aucune comparaison entre herbivores et carnivores.

4° Parce qu'il n'a pas employé les organes tels quels, mais qu'il leur a fait subir de longues manipulations (lavage à l'alcool et à l'éther dans le but d'enlever les composés glucuroniques), qui d'après GRUND ne changeraient en-rien la teneur en pentoses tandis qu'il nous a paru nécessaire de soumettre à la distillation des organes intacts.

5° Enfin parce que GRUND ne dit rien sur le temps écoulé entre la mort des sujets et le commencement de l'analyse chimique.

C'est en tenant compte de ces critiques, que nous avons effectué les expériences que nous allons décrire, après celles de GRUND.

CHAPITRE PREMIER

EXPOSÉ DE LA TECHNIQUE ET DES RÉSULTATS DE GRUND

1° Technique chimique.

GRUND opère sur des organes débarrassés de ligaments, découpés, pesés et additionnés de trois fois le poids d'alcool. Après un séjour de 24 heures sous l'alcool, il les sépare, les lave à l'alcool absolu, puis trois fois à l'éther, enfin après dessication durant plusieurs heures à l'air libre, il pèse l'échantillon ainsi traité, ce qui lui permet de rapporter ses chiffres au poids de substance humide ou au poids de substance sèche.

Pour le foie, GRUND a pris les précautions suivantes : pour éviter l'influence du glycogène, il a laissé l'organe séjourner 24 heures à une température fraîche, puis sur une prise d'essai de 100 grammes il dose le glycogène qu'il distille à part avec HCl, et il calcule que le glycogène contenu dans le poids de foie qu'il a distillé ne peut lui introduire qu'une erreur de 0 gr. 0001.

La quantité de substance qui ne doit pas être supérieure à 5 grammes est placée dans un ballon de 500 cc. avec de l'acide chlorhydrique de densité 1,06.

Quand 50 cc. de liquide ont passé à la distillation, on fait couler dans le ballon, par un entonnoir à robinet pénétrant dans le bouchon, 50 cc. d'acide chlorhydrique de densité 1,06.

On distille alors jusqu'à ce qu'il passe 200 cc. (*sic*).

Le distillat est, si c'est nécessaire, filtré avec les précautions quantitatives et additionné d'une solution de phloroglucine dans l'acide chlorhydrique de densité 1.06 contenant autant de phloroglucine qu'on s'attend à trouver de pentoses. Le liquide se colore en jaune citron, puis en vert, enfin il se trouble s'il y a du furfurol. Après vingt-quatre heures le précité est assez déposé, on le recueille sur un filtre taré et séché à 105° et on le lave quelquefois avec de l'acide chlorhydrique étendu, enfin avec 150 cc. d'eau distillée. L'augmentation de poids du filtre après dessication renouvelée de 3 à 4 heures à 105° donne la quantité de furfurol phloroglucide.

Les coefficients de calcul employés par Grund, sont les suivants :

Phloroglucide $\times$ 1.148 + 0.0025 = arabinose.
Phloroglucide $\times$ 1.045 + 0.00305 = xylose.

2° Justification de la valeur de cette technique.

Grund s'est posé la question de savoir si les substances, autres que les pentoses se rencontrant dans les organes, peuvent troubler la réaction, c'est-à-dire dégager du furfurol dans ces conditions ; il l'a résolue de la façon suivante :

a) *Albumines :* La question pouvait se poser, parce que Udransky (*Zeit. f. physiol. Chem.* XII, p. 389) a montré que 17 grammes de fibrine chauffés avec

40 grammes d'acide sulfurique concentré et 20 grammes d'eau, à feu nu, dégagent beaucoup de furfurol.

Cependant GRUND conclut que les albumines ne dégagent pas de furfurol dans sa réaction :

1° Parce que GUNTHER, CHALMOT et TOLLENS (*Ber.*, XXXVI 2569), n'ont pu en appliquant la technique qu'il suit, obtenir, avec 5 grammes de caséine ou 5 grammes d'albumine de muscle de cheval, que des traces de furfurol décelables à l'acétate d'aniline, et dans les premières gouttes du distillat seulement.

2° Parce que BLUMENTHAL (*Zeit. f. Klin Méd.* XXXIV *1 et 2*), a montré que les albumines chauffées avec l'acide chlorhydrique ne donnent que des traces de furfurol.

3° Enfin parce que lui, GRUND, en partant d'albumines bien pures, en particulier de sérum-albumine cristallisée par le procédé HOFMEISTER modifié par KRIEGER (*dissertation Strasbourg 1899*) n'a pas obtenu de furfurol phloroglucide comme l'on peut s'en rendre compte par le tableau suivant :

PRÉPARATION	Quantité en grammes	DISTILLAT APRÈS 24 HEURES, ADDITIONNÉ DE PHLOROGLUCINE.
Caséine	0.6	aucune coloration, aucun trouble.
	0.7	— —
	3.7	légère coloration jaune, aucun trouble.
Sérum albumine .	0.5	aucune coloration, aucun trouble.
	0.5	— —
	1.5	— —
Sérum globuline .	0.5	— —
	0.6	— —
	2.5	légère coloration jaune, aucun trouble.
Gélatine	1.5	— —
	1.5	— —

b) *Hexoses*. Tandis que Ugo Schiff (*Ber.*, xx, p. 541) a montré que la distillation sèche des hexoses avec l'acide chlorhydrique donne du furfurol, Grund a pu vérifier que la présence de ces corps ne gène pas sa réaction.

Il a distillé suivant sa technique habituelle 0 gr. 40 de lactose, et 0 gr. 60 de glucose ; le distillat additionné de phloroglucine n'a donné, après 24 heures, qu'un léger trouble brun, sans coloration noire, le liquide est resté jaune sans coloration verte.

Il a préparé du glycogène de foie de lapin, et il en a attaqué 0 gr. 40 ; il a obtenu un précipité brun inférieur à 0 gr. 002.

Il admet donc que les hexoses n'ont que très peu d'influence.

c) *Acide glucuronique*. — Gunther, Chalmot et Tollens (*Ber*, XXVI, 2569) ont montré que l'acide glucuronique pur distillé avec l'acide chlorhydrique donne 46 °/₀ de furfurol, que l'acide euxantique en donne 12,5 °/₀, que l'acide urochloralique en donne 17 °/₀.

Grund reconnaît que l'acide glucuronique que P. Mayer prétend exister dans le sang de bœuf (*Zeit. f. physiol. Chem.* XXXII, p. 518), et que Lépine et Boulud ont signalé (*C. R.*, *133*. *138* et *131*. *398*) dans le sang et le foie, peut troubler sa réaction. En tous cas, la présence possible de ce corps ne le trouble pas, car, dit-il, cet acide n'existe qu'en très petites quantités, et il prend la précaution de laver ses organes à l'alcool et à l'éther, ce qui est censé les débarrasser des composés glucuroniques.

3° Résultats de Grund.

a) *Sur la nucléoalbumine du pancréas.* — Hammarsten (*Zeit. physiol. Chem*, XIX, p. 28) avait, en préparant une pentosazone, découvert la présence d'une pentose dans la nucléoalbumine qu'il a retirée du pancréas.

Umber (*Zeit. physiol. Klin. medic.*, XL) a montré que la préparation d'Hammarsten est un produit d'hydrolyse et il a obtenu une nucléoalbumine en digérant le pancréas avec du sérum physiologique glacé pendant un temps très court, puis en coagulant les albumines par l'acide acétique étendu.

Grund a étudié les produits préparés par Salkowski d'après ces deux méthodes et il a obtenu les résultats suivants pour leur teneur en pentoses :

PRODUIT	Teneur moyenne °/₀ en pentoses.
Nucléoprotéide Hammarsten. . .	15.45
I Nucléoprotéide Hammarsten. . .	9.20
I Nucléoprotéide Umber. . . .	9.25

b) *Sur l'acide guanylique.* — Le corps préparé d'après la technique de Bang (*Zeit. physiol. Chem.*, XXXI, p. 419) a donné à Grund un précipité de furfurol phloroglucide correspondant à 30 °/₀ du produit sec.

c) *Sur la thymonucléohistone.* — GRUND a analysé le produit préparé d'après la technique de LILIENFELD (*Zeit. physiol. Chem.*, XVIII, p. 473), dans laquelle BLUMENTHAL a pu mettre en évidence une pentose en l'isolant à l'état de pentosazone. GRUND a vu que la teneur °/₀ en pentose de ce produit est plus faible que la teneur °/₀ en pentose du thymus lui-même tout entier.

d) *Sur les organes entiers.* — BLUMENTHAL a trouvé des pentoses dans le thymus, la thyroïde, le cerveau, la rate, le foie et le muscle. GRUND, analysant ces organes, a obtenu les résultats qui sont résumés dans le tableau suivant :

ANIMAL	ORGANES	QUANTITÉ de substance séchée à l'air	POIDS DU PRÉCIPITÉ	TENEUR en pentoses °/₀ de substance humide
Bœuf	pancréas	0,9120	0,0155	0,427
»	»	0,8862	0,0166	0,467
Veau	foie	2,4079	0,0074	0,098
»	»	2,4081	0,0078	0,102
»	thymus	2,4693	0,0081	0,093
»	»	2,3326	0,0089	0,105
Bœuf	thyroïde	2,4625	0,0073	0,092
»	»	2,2255	0,0060	0,089
»	rate I	2,2604	0,0055	0,079
»	rate II	2,5445	0,0070	0;083
»	rein	2,4072	0,0068	0,084
»	»	2,4272	0,0070	0,085
»	sous maxillaire	2,2513	0,0066	0,091
»	»	2,3460	0,0081	0,101
»	cerveau	3,2913	0,0038	0,030
»	»	3,3110	0,0033	0,028
»	muscle II	5,6035	0,0028	0,024
»	»	5,5124	0,0024	0,022

Pour un même poids d'organe, GRUND a vu que le plus riche en pentoses est le pancréas, puis viennent le foie et la thyroïde, puis enfin la rate, le rein, le cerveau et le muscle.

Il conclut de là que la teneur en pentoses des organes est en relation directe avec leur richesse en nucléoalbumines.

Par exemple, il admet que son analyse du pancréas montre que, dans cette glande, la nucléoalbumine de UMBER compte au moins pour 40 °/₀ de poids sec. Enfin, en calculant d'après le poids moyen des organes, donné par VIERORDT (*Grundris der Physiologie der Menschen*, 3e édit., p. 254), il admet que la quantité très approximative de pentose renfermée dans les différents organes et dans l'organisme humain tout entier peut être représentée par les chiffres du tableau suivant, en supposant que dans les organes de l'homme, la teneur est la même que chez le bœuf :

ORGANE	POIDS MOYEN EN GR.	PENTOSE EN GR.
Pancréas	88.0	0.393
Foie	1856.0	1.856
Thymus	7.0	0.007
Thyroïde	15.0	0.014
Rate	246.0	0.199
Reins	292 0	0.245
Glandes salivaires	74.0	0.071
Cerveau	1430.0	0.415
Muscle	35158.0	7.382
TOTAL		10.582

CHAPITRE II

TECHNIQUE DE NOS EXPÉRIENCES PERSONNELLES

1° Prise des échantillons d'organes.

Les divers animaux que nous avons tour à tour étudiés sont tous, exception faite du chien, des animaux de boucherie. Accompagné d'un vétérinaire, nous avons choisi parmi les bêtes que l'on allait abattre, celles qui semblaient n'être atteintes d'aucune maladie; vérification en était d'ailleurs faite aussitôt après le dépeçage. Il était, en effet, d'une importance capitale pour l'intérêt de nos recherches, d'opérer sur des animaux absolument sains. Nous avons également fait choix d'animaux adultes, afin de n'être point égarés dans nos expériences sur les organes génitaux.

Le premier animal étudié a été la vache, que nous désignons sous le titre : bœuf I. Appartenant à la race du Mézenc, cette bête était âgée de plus de dix ans; nous avons prélevé sur elle nos échantillons de foie, rate, cerveau, muscle, pancréas et tétine. Le sang et le testicule ont été prélevés sur un taureau que nous désignons sous le titre : bœuf II. Cet animal, également adulte, appartenait à la race de Salers.

C'est ensuite l'étude du mouton, que nous abordons

avec le mouton I, mâle de trois ans, sur lequel nous prélevons la rate, le pancréas, le foie et le testicule.

Nous complétons d'ailleurs cette série par l'étude de notre mouton II, femelle de quatre ans, qui nous a fourni : le sang, la tétine, le muscle et le cerveau.

Nous revenons aux bovidés avec le veau, et c'est sur une jeune bête de 2 mois 1/2 que nous prélevons tous nos éléments d'analyse : foie, pancréas, rate, muscle, cerveau et sang. Un même animal nous a également fourni tous les éléments du porc ; mais avec la chèvre nous reprenons notre étude sur les deux sexes. C'est d'abord le foie, la tétine, la rate et le muscle que nous prélevons sur une jeune chèvre de trois ans, alors qu'un bouc beaucoup plus âgé nous fournissait le pancréas, le testicule et le sang.

A la boucherie chevaline, nous parvenons à prélever sur divers animaux les éléments nécessaires à notre travail.

Nous avions ainsi épuisé la série des herbivores domestiques et pour être complet il nous fallait étudier un carnivore, et en tirer telles conclusions qui pourraient se présenter. Dès le mois de janvier, nous avions porté notre choix sur un jeune épagneul pesant 8 kilos et âgé seulement de 3 ans. Cet animal mâle est désigné dans nos tableaux sous le titre chien I. Pendant 64 jours nous l'avons fait nourrir avec de la viande de cheval (200 gr. par jour) et de l'eau ; soumis à un semblable régime nous pouvions sans hésitation le taxer de carnivore absolu, et c'est sur cette bête que nous avons prélevé le sang, le foie, la rate, le muscle, le pancréas, le cerveau et le testicule. Quant à la tétine, elle provient simplement d'une chienne âgée qui n'avait été soumise à aucun régime spécial.

Ainsi étant décrits les animaux qui ont servi à nos recherches, il nous reste à dire un mot du processus suivi dans le prélèvement de chaque organe, processus qui fut le même pour chaque animal.

Le premier échantillon que nous prélevions était le sang; tandis que l'animal saignait, nous placions un verre au-dessous, et à l'aide d'une pipette de 20 cent. cubes nous faisions passer ce volume de sang dans un flacon bouché à l'émeri et contenant déjà 100 cc. d'acide chlorhydrique de densité 1,06.

L'animal étant ouvert nous détachions alors le foie duquel nous prenions quelques grammes dans la partie centrale. Cet échantillon était alors placé sur un verre de montre et nous en prélevions 4 grammes qui étaient immédiatement mis au contact de 100 cc. d'acide chlorhydrique placés au préalable dans un flacon bouché à l'émeri. Après le foie, c'était la rate pour laquelle nous prenions les mêmes précautions. Nos échantillons de pancréas ont été prélevés en plein tissu glandulaire, de même que ceux du cerveau en pleine matière cérébrale.

Nous avons dans chaque animal prélevé nos échantillons de muscle sur le même muscle.

La tétine a été prise en pleine mamelle; quant au testicule, une fois prélevé et fendu en deux, l'échantillon était prélevé sur la partie centrale.

2° Technique chimique.

La méthode que nous avons suivie n'est somme toute

que la méthode de Grund modifiée par Tollens. (*Zeit. physiol. chem.*, XXXVI, p. 239.) L'appareil dont nous nous sommes servi se compose d'un ballon de 1,000 cc., muni d'un bouchon à deux tubulures ; l'une de ces tubulures communique avec un entonnoir à brome, tandis que l'autre aboutit à un réfrigérant ascendant de Liebig, muni à son autre extrémité d'un flacon condenseur.[1]

Pour opérer, l'on place d'abord l'échantillon à analyser dans le ballon avec 100 cc. d'acide chlorhydrique de densité 1,06, on met également 30 cc. de ce même acide dans l'entonnoir à brome et l'on place le flacon condenseur, sur lequel deux traits correspondant à 30 et à 100 cc. sont tracés, dans la glace.

La distillation doit être menée avec précautions, surtout au début de l'opération.

Lorsque le distillat affleure au trait correspondant à 30 cc. on laisse tomber dans le ballon le contenu de l'entonnoir, et l'on continue jusqu'à obtention d'un distillat de 100 cc.

Ces 100 cc. sont alors filtrés sur de la laine de verre et additionnés de 50 centigrammes de phloroglucine en dissolution dans de l'acide chlorhydrique de densité 1.06.

On laisse en contact pendant 24 heures pendant lesquelles on examine les changements de teinte qui peuvent se passer dans le distillat ainsi additionné de phloroglucine. (On sait que le dépôt du précipité noir de furfurol phloroglucide est précédé de l'apparition d'une coloration vert olive.)

On pèse alors le précipité en décantant le liquide

clair et en faisant passer précipité et liquide noir dans un tube à centrifuger taré. On sépare le liquide par décantation après centrifugation et on lave le précipité suivant les indications de Tollens, avec 150 cc. d'acide chlorhydrique de densité 1,06, puis on sèche à poids constant dans une étuve réglée à 105°.

3° Coefficients par lesquels on doit multiplier le poids de phloroglucine pour avoir le poids des pentoses.

Tollens (*Zeit. physiol. Chem.* XXXVI p. 239) ayant critiqué le coefficient employé dans ses calculs par Grund, nous avons préféré employer les coefficients donnés par Tollens, d'après le travail de Kröber (*Journal für Landwirthschaft* 1900, p. 357 et 1901, p. 7).

(Phloroglucine + 0.0052) 1,111 = arabinose.
(Phloroglucine + 0.0052) 0,920 = xylose.

Comme d'après Neuberg (*Ber.* XXXV, 1467), la pentose existant dans la nucléoalbumine pancréatique est du *l.* xylose, nous calculons en xylose la substance ou le groupe de substance ayant donné naissance au furfurol.

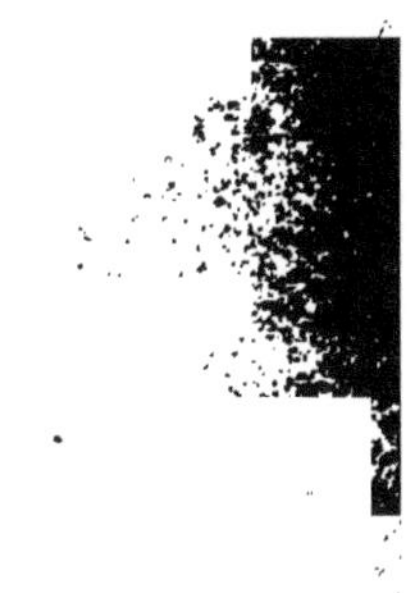

Mais nous n'effectuons ce calcul que pour pouvoir comparer nos résultats avec ceux de Grund, car nous estimons qu'on ne peut rien préjuger sur la nature des substances donnant lieu à cette formation de furfurol, tant qu'on ne les isole pas à un état cristallisé. Il n'y a que des probabilités pour faire admettre que ce sont des pentoses.

CHAPITRE III

RÉSULTATS DE NOS EXPÉRIENCES PERSONNELLES

1° Résultats classés par animaux.

a) Bœuf

ORGANE	POIDS PRÉLEVÉ	PHLOROGLUCIDE DU FURFUROL PESÉ	*l.* XYLOSE CALCULÉ
Pancréas I.....	4 gr.	0.0156	0.0191
Foie I..........	4 —	0.0071	0.0113
Rate I.........	4 —	0.0044	0.0088
Tétine I.... ...	4 —	0.0038	0.0082
Testicule II....	4 —	0.0049	0.0092
Muscle I.......	4 —	0.0017	0.0063
Sang..........	20 cc.	0.0004	—
Cerveau I.....	4 gr.	0.0031	0.0076

b) Veau

ORGANE	POIDS PRÉLEVÉ	PHLOROGLUCIDE DU FURFUROL PESÉ	*l.* XYLOSE CALCULÉ
Pancréas.	4 gr.	0.0122	0 0160
Foie......... ..	4 —	0.0052	0.0095
Rate....	4 —	0.0031	0.0076
Muscle.........	4 —	0.0009	0.0056
Sang...	20 cc.	impondérable	—
Cerveau........	4 gr.	0.0024	0 0069

c) Mouton

ORGANE	POIDS PRÉLEVÉ	PHLOROGLUCIDE DU FURFUROL PESÉ	*l.* XYLOSE CALCULÉ
Pancréas I.....	4 gr.	0.0174	0.0207
Foie I..........	4 —	0 0070	0.0112
Rate I.........	4 —	0 0053	0.0096
Tétine II.......	4 —	0.0044	0.0088
Testicule I.....	4 —	0.0039	0.0083
Muscle II.......	4 —	0.0014	0.0060
Sang II	20 cc.	0.0006	—
Cerveau II.... .	4 gr.	0.0036	0.0072

d) Porc

ORGANE	POIDS PRÉLEVÉ	PHLOROGLUCIDE DU FURFUROL PESÉ	*l.* XYLOSE CALCULÉ
Pancréas.......	4 gr.	0.0188	0.0220
Foie...........	4 —	0.0116	0.0154
Rate...........	4 —	0.0094	0.0134
Muscle.........	4 —	0.0015	0.0061
Sang......... ..	20 cc.	impondérable	—
Cerveau...	4 gr.	0.0033	0.0078

e) Chèvre

ORGANE	POIDS PRÉLEVÉ	PHLOROGLUCIDE DU FURFUROL PESÉ	*l.* XYLOSE CALCULÉ
Pancréas II....	4 gr.	0.0095	0.0135
Foie I.........	4 —	0.0044	0.0088
Rate I.........	4 —	0.0034	0.0079
Tétine I........	4 —	0.0029	0.0074
Testicule II.....	4 —	0.0038	0.0082
Muscle I.......	4 —	0.0009	0.0056
Sang II........	20 cc.	0.0005	—

f) Cheval

ORGANE	POIDS PRÉLEVÉ	PHLOROGLUCIDE DU FURFUROL PESÉ	*l.* XYLOSE CALCULÉ
Pancréas I.....	4 gr.	0.0186	0.0218
Foie I.........	4 —	0.0086	0.0126
Rate II.........	4 —	0.0077	0.0118
Tétine III......	4 —	0.0011	0.0057
Muscle	4 —	0.0051	0.0094
Sang II........	20 cc.	impondérable	—
Cerveau II......	4 gr.	0.0036	0.0080

g) Chien

ORGANE	POIDS PRÉLEVÉ	PHLOROGLUCIDE DU FURFUROL PESÉ	*l.* XYLOSE CALCULÉ
Pancréas I.....	4 gr.	néant	—
Foie I..........	4 —	traces, précipité noir impondérable	—
Rate I..........	4 —	id.	—
Tétine II.......	4 —	néant	—
Testicule I.....	4 —	0.0016	0.0062
Muscle I.......	4 —	néant	—
Sang I.........	20 cc.	néant	—
Cerveau I......	4 gr.	traces, précipité jaunâtre impondérable	—

2° Tableau comparatif de nos résultats avec ceux de Grund.

ANIMAL	ORGANE	TENEUR EN PENTOSES (*l.* XYLOSE) POUR 100 DE SUBSTANCE FRAICHE	
		d'après GRUND	d'après nous
Bœuf.	pancréas. . . .	0.427 0.467	0.477
Veau.	foie.	0.098 0.102	0.287
Bœuf.	rate	0.079 0.083	0.220
—	cerveau	0.030 0.028	0.190
—	muscle.	0.024 0.022	0.157

CONCLUSIONS

I. Notre travail vérifie ceux des auteurs qui ont déjà signalé dans les organes des mammifères domestiques la présence de substances normales donnant naissance à du furfurol quand on les distille avec de l'acide chlorhydrique de densité 1.06.

II. Parmi ces substances, en raisonnant par analogie, il est probable que se trouvent la *l.* arabinose, la *l.* xylose et l'acide glucuronique libre ou combiné.

III. Pour être fixé sur la nature de ces substances la technique de Tollens ne suffit pas, il faudrait les isoler à l'état d'hydrazones.

IV. L'abondance de ces substances contenues dans un même poids du même organe va en décroissant, sauf quelques exceptions pour certains organes, du porc au mouton, puis au bœuf, puis au cheval, puis à la chèvre et au veau ; elle est presque nulle chez le chien nourri à la viande pendant deux mois.

V. Les organes des herbivores renferment donc plus de ces substances que ceux des carnivores; il est probable que l'abondance des pentoses dans les aliments végétaux permet d'expliquer pourquoi on les rencontre en plus grande quantité chez les herbivores.

VI. La même explication hypothétique peut servir pour l'abondance plus grande des pentoses chez l'adulte (bœuf) que chez le jeune (veau).

VII. Chez les divers animaux examinés les organes se rangent toujours dans l'ordre de teneur en pentose décroissante suivant :

Pancréas, rate, foie, testicule, mamelle, cerveau, muscle, sang.

VIII. Le sang est extrêmement pauvre en ces substances, notamment le sang de chien nourri à la viande n'en contient pas trace ; comme on a cru pouvoir affirmer la présence de l'acide glucuronique dans le sang en se basant sur des discordances entre le pouvoir réducteur et le pouvoir rotatoire, il nous paraît intéressant de signaler ici que la réaction que nous avons étudiée, qui devrait être positive s'il y avait seulement de très faibles quantités (0,01 pour mille) d'acide glucuronique dans le sang, a été absolument négative.

IX. Bien que la présence des corps donnant facilement du furfurol (pentoses principalement) semble être en relation avec le genre d'alimentation, il ne s'en suit pas que ces substances doivent être considérées comme banales, elles sont localisées dans des organes hautement différenrenciés et semblent faire parties constituantes des matériaux nucléaires.

TABLE DES MATIÈRES

3805 — Lyon, Impr. Réunies, rue Rachais, 8.

www.ingramcontent.com/pod-product-compliance
Ingram Content Group UK Ltd.
Pitfield, Milton Keynes, MK11 3LW, UK
UKHW021041180726
13838UKWH00004B/1939